BEI GRIN MACHT SICH IHR WISSEN BEZAHLT

AF140346

- Wir veröffentlichen Ihre Hausarbeit,
  Bachelor- und Masterarbeit

- Ihr eigenes eBook und Buch -
  weltweit in allen wichtigen Shops

- Verdienen Sie an jedem Verkauf

Jetzt bei www.GRIN.com hochladen und kostenlos publizieren

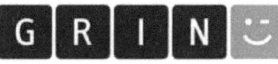

Bibliografische Information der Deutschen Nationalbibliothek:

Die Deutsche Bibliothek verzeichnet diese Publikation in der Deutschen National-bibliografie; detaillierte bibliografische Daten sind im Internet über http://dnb.d-nb.de/ abrufbar.

Impressum:

Copyright © 2013 GRIN Verlag, Open Publishing GmbH
Druck und Bindung: Books on Demand GmbH, Norderstedt Germany
ISBN: 978-3-668-07945-8

Dieses Buch bei GRIN:

http://www.grin.com/de/e-book/309273/versorgungsbedarf-und-versorgungssitua-tion-von-schlaganfallpatienten-in

Jae Hyong Sorgenfrei

Versorgungsbedarf und Versorgungssituation von Schlaganfallpatienten in Deutschland

Study Proposal

GRIN Verlag

GRIN - Your knowledge has value

Der GRIN Verlag publiziert seit 1998 wissenschaftliche Arbeiten von Studenten, Hochschullehrern und anderen Akademikern als eBook und gedrucktes Buch. Die Verlagswebsite www.grin.com ist die ideale Plattform zur Veröffentlichung von Hausarbeiten, Abschlussarbeiten, wissenschaftlichen Aufsätzen, Dissertationen und Fachbüchern.

Besuchen Sie uns im Internet:

http://www.grin.com/

http://www.facebook.com/grincom

http://www.twitter.com/grin_com

Versorgungsforschung

Versorgungsbedarf und Versorgungssituation von Schlaganfallpatienten in Deutschland

(Study Proposal)

von

Jae Hyong Sorgenfrei

2013

INHALTSVERZEICHNIS

1 Einleitung: Beschreibung des Krankheitsbildes

Als Schlaganfall wird eine plötzlich einsetzende Funktionsstörung des Zentralnervensystems (ZNS) durch eine Minderdurchblutung (Ischämie) des Gehirns oder Einblutung (intracerebrale Blutung, Hämorrhagie) in das Gehirn bezeichnet. Synonym gebraucht werden die Begriffe wie z. B. Apoplex, Apoplexie Hirninsult, Hirninfarkt oder auch Stroke. Wenn der Zustand der Unterversorgung persistiert, gehen Nervenzellen zugrunde. Leichte neurologische Ausfälle mit z. B. Sehstörungen (Amaurosis fugax), Sprachstörungen (Aphasie), Verwirrtheit oder Halbseitenschwäche, werden als transitorische ischämische Attacken, kurz TIA bezeichnet. Sie können Vorboten oder auch schon Ausdruck eines beginnenden Hirninfarktes sein. Jede symptomatische Durchblutungsstörung des Gehirns ist ein akuter Notfall. Für den Erfolg einer Akuttherapie sind die ersten Stunden nach einem Schlaganfall entscheidend („time is brain"). Die Zeit ist ein wesentlicher Faktor bei der Akutbehandlung des ischämischen Hirninsults. Die Wahrscheinlichkeit für ein Leben ohne bleibende Behinderung ist umso größer, je früher es gelingt, ein thrombosiertes Gefäß zu rekanalisieren (1), da die Anzahl der absterbenden Gehirnzellen von der Zeit vom Ereignis bis zur Eröffnung des Gefäßes abhängt. Erschwert wird die rasch einsetzende Therapie dadurch, dass viele Betroffene und ihre Angehörigen, vor allem ältere Menschen, die Symptome des Schlaganfalls nicht ausreichend kennen (7).

Je nach Lokalisation der betroffenen Hirnregion und der Größe des von der verschlossenen Arterie versorgten Hirngebietes resultieren qualitativ und quantitativ unterschiedliche Symptome und ggf. bleibende Behinderungen. Das Spektrum reicht z. B. von Allgemeinsymptomen wie Schwindel und Erbrechen bis hin zu Halbseitenlähmungen, Bewusstlosigkeit und Koma. Die häufigste bleibende Symptomatik sind Halbseitenlähmungen von Arm und/oder Bein (Hemiparese und Hemiplegie).

2 Versorgungsbedarf

2.1 Wer ist betroffen und wie viele, einschließlich Trend

Jährlich erleiden in Deutschland etwa 160.000 Menschen erstmals einen Schlaganfall (3). Im Jahr 2008 gab es standardisiert auf die deutsche Bevölkerung 266 Erstinsulte pro 100 000 Einwohner (95 % Konfidenzintervall (CI) 263,8 - 267,2), wobei Patienten mit Schlaganfällen sowohl aufgrund von Hirninfarkten als auch von Hirnblutungen betrachtet wurden, die in den fünf Jahren zuvor im Hinblick auf die Symptomatik eines Schlaganfalls oder einer transitorischen ischämischen Attacke (s. o.) beschwerdefrei waren (5). Daraus ergibt sich eine absolute Zahl von knapp 220.000 Erstinsulten in Deutschland im Jahr 2008 (5). Hirninfarkte waren mit 207 Patienten pro 100 000 (95 % CI 205,7 - 209,0) deutlich häufiger (78,0 % aller Schlaganfälle) als Insulte infolge Hirnblutungen mit 16,3 % aller Schlaganfälle (43 Fälle pro 100 000; 95 % CI 42,5 - 44,1) (5). Hinzu kommen geschätzt 200 000 sogenannte „stumme" Hirninfarkte pro Jahr, deren Prävalenz bei Menschen über 80 Jahre ca. 30% beträgt - sie sind damit fünfmal häufiger als die klinisch manifesten Infarkte (15). Wie die Abb. 1 zeigt nimmt die Häufigkeit des Schlaganfalls mit steigendem Lebensalter zu (9). Die Erkrankungshäufigkeit steigt ab dem 50. Lebensjahr deutlich an und erreicht bei Männern einen Gipfel zwischen dem 70. und 74. Lebensjahr und bei Frauen zwischen dem 80. und 84. Lebensjahr.

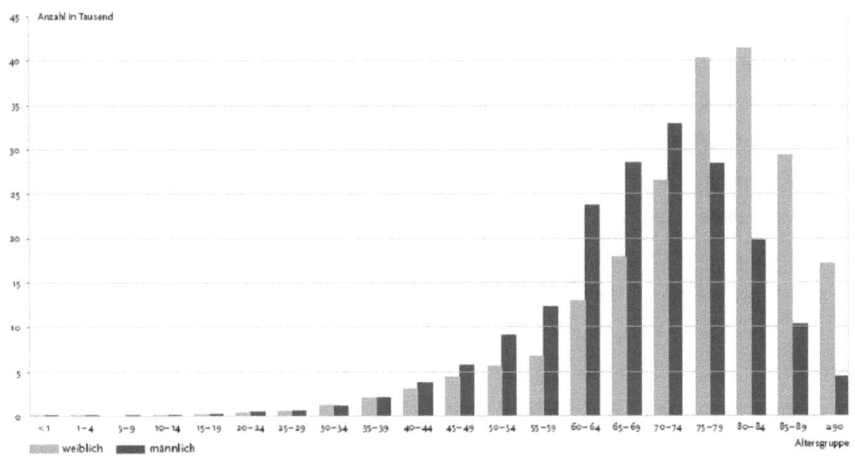

Abb. 1: Schlaganfall: Altersspezifische Erkrankungsrate Anzahl der im Jahr 2002 aus dem Krankenhaus entlassenen vollstationären Patienten mit cerebrovaskulären Krankheiten nach Alter und Geschlecht. Quelle: Krankenhausdiagnosestatistik, Statistisches Bundesamt: ICD-10: I60 bis I69, aus GBE des Bundes 2006 (9)

Innerhalb der Herz-Kreislauf-Leiden stehen cerebrovaskuläre Erkrankungen an dritter Stelle der Krankenhausdiagnosestatistik (8). Der Schlaganfall gehört zu den häufigsten vaskulären Erkrankungen in Deutschland (5). Die 1-Jahres-Sterblichkeit nach Erstinsult beträgt 24,3 Prozent (5). Mehr als die Hälfte der Patienten, die einen Schlaganfall überleben, ist behindert und auf fremde Hilfe angewiesen (3). Der Schlaganfall ist die häufigste Ursache für erworbene Behinderungen im Erwachsenenalter (3). Zurzeit leiden etwa eine Million Patienten an den Folgen der Erkrankung (3). Der intensive Pflege- und Versorgungsbedarf macht den Schlaganfall zu einer der teuersten Erkrankungen in den westlichen

Industrienationen (3).

Aus Abb. 1 wird deutlich, dass die meisten Schlaganfälle (fast 85 Prozent aller Erkrankungen) jenseits des 60. Lebensjahres auftreten. Wegen der demografischen Alterung ist in Deutschland mit einem weiteren Anstieg der Erkrankungshäufigkeit zu rechnen (9).

Abb. 2 ist zu entnehmen, dass die Schlaganfall-Sterblichkeit in Deutschland von 1990 bis 2003 deutlich zurückgegangen ist (11). Dieser Trend könnte auch durch die Verbesserung der Untersuchungs- und Behandlungsmethoden in diesem Zeitraum bedingt sein (10).

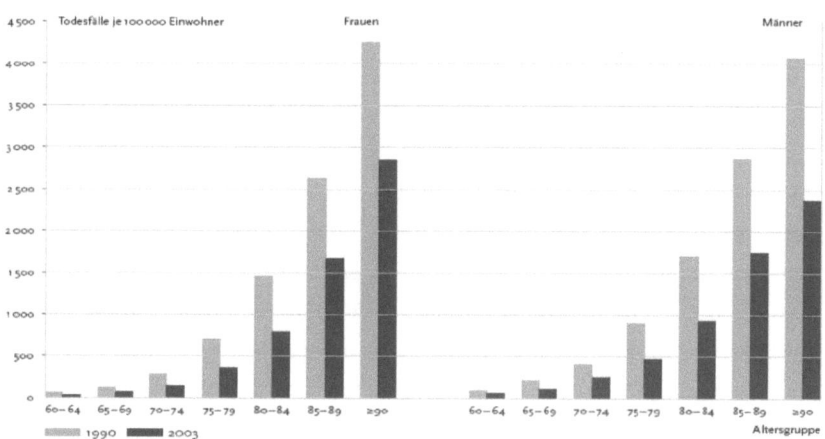

Abb. 2: Zeitliche Trends der Sterblichkeit an cerebrovaskulären Krankheiten je 100.000 Einwohner bei den über 60-jährigen Frauen und Männern in Deutschland in den Jahren 1990 und 2003. Quelle: Todesursachenstatistik, Statistisches Bundesamt, 1990: ICD-9: 430 bis 438; 2003: ICD-10: I60 bis I69, aus GBE des Bundes 2006 (9)

Der Schlaganfall nimmt mit 6,1% aller Todesfälle einen führenden Platz in der deutschen Todesursachenstatistik ein (6). Der Schlaganfall ist bei den Frauen die vierthäufigste, bei den Männern die fünfthäufigste Todesursache (11). Mit höherem Alter und Pflegebedürftigkeit vor Insult steigt das Sterberisiko an (5). Einen ersten Schlaganfall überleben ca. 80 – 85 % der Patienten in der Akutphase (4). Von diesen Patienten erleiden 8 – 15 % im ersten Jahr ein Zweitereignis, wobei das Risiko in den ersten Wochen am höchsten ist (4). Insgesamt versterben 20% der Patienten, die wegen eines Schlaganfalls ins Krankenhaus kommen, bereits in der Klinik an dessen Folgen (3). Zu den häufigsten Komplikationen gehört die Lungenentzündung (2). Jeder dritte Todesfall bei Patienten unmittelbar nach dem Insult ist darauf zurückzuführen (2). Für die überlebenden Schlaganfall-Patienten kann grob eine Ein-Drittel-Regel formuliert werden: Ein Drittel der Erkrankten bleibt nach einem Schlaganfall langfristig pflegebedürftig, ein Drittel der Patienten kann sich nach dem Schlaganfall und entsprechenden Reha-Maßnahmen wieder selbst versorgen und ein Drittel der Patienten erfährt eine Rückbildung der Symptome.

2.2 Risikogruppen

Insgesamt können nicht beeinflussbare und beeinflussbare Risikofaktoren für Schlaganfall unterschieden werden. Neben anderen Faktoren wie familiäre Belastung und sozialer Status etc. sind Alter und Geschlecht die beiden wichtigsten Risikofaktoren der ersteren Kategorie (14). Die wichtigsten therapeutisch beeinflussbaren Risikofaktoren für Schlaganfall sind Vorhofflimmern und Bluthochdruck. Weitere Risikogruppen für das Erleiden eines Schlaganfalls sind Menschen mit Diabetes mellitus, Übergewicht, Rauchkonsum etc. (13).

Wie oben ausgeführt steigt mit zunehmendem Alter das Schlaganfallrisiko. Das Alter gilt als der wichtigste unabhängige Risikofaktor (14). 50 % der Schlaganfälle ereignen sich ab dem 74. Lebensjahr (14). Frauen erleiden bis zum 75. Lebensjahr deutlich seltener einen Schlaganfall als Männer (9). Nach dem 75. Lebensjahr ist die Schlaganfallrate bei Frauen deutlich höher als bei Männern (siehe Abb. 1) (9).

Die mit der demographischen Entwicklung einhergehende Zunahme des Anteils der Bevölkerung mit einem höheren Alter führt auch zu einer Zunahme kardiovaskulärer Risikofaktoren für das Erleiden eines Schlaganfalls, insbesondere der absoluten Arrhythmie bei Vorhofflimmern und des Bluthochdrucks. Vorhofflimmern verfünffacht das Auftreten von Schlaganfällen infolge von Hirninfarkten durch thromboembolische Ereignisse (12). Damit ist Vorhofflimmern der größte Risikofaktor für die Entstehung von Hirninfarkten (13). Die Lebenszeitinzidenz für diese Herzrhythmusstörung beträgt bei Menschen ab einem Alter von 40 Jahren 25 % (12). Somit ist Vorhofflimmern eine der häufigsten behandlungsbedürftigen Herzrhythmusstörungen bei Menschen ab 40 Jahren (12, 18). 20 % aller Schlaganfälle sind durch Vorhofflimmern bedingt (12). Schlaganfälle mit dieser Ätiologie resultieren zudem in schwereren Folgezuständen (12). Ein weiterer wesentlicher Risikofaktor in der Pathogenese eines Schlaganfalls ist wie schon erwähnt der Bluthochdruck, der zum einen über die Begünstigung der Entstehung von Arteriosklerose zu einer Verengung der Gefäße führen kann, die eine Störung der Blutversorgung des Gehirn begünstigt. Zum anderen ist Bluthochdruck neben der koronaren Herzkrankheit und Herzklappenfehlern eine der häufigsten Ursachen für das Auftreten von Vorhofflimmern (siehe oben). Eine nicht unerhebliche Problematik in der Versorgung von Menschen mit Bluthochdruck besteht darin, dass dieser häufig asymptomatisch ist und daher oftmals nicht erkannt wird (siehe auch Abschnitt 3.3). Ein Schlaganfall kann in solchen Fällen unter Umständen die

Erstmanifestation von Bluthochdruck sein. Etwa 20 Mio. Erwachsene sind betroffen, d. h. jeder dritte Erwachsene hat Bluthochdruck mit einer deutlichen Zunahme im Alter (19).

2.3 Regionale Unterschiede

Es bestehen relativ große regionale Unterschiede der kardiovaskulären Mortalität mit einem Gradienten der Krankheitslast von Nord nach Süd und von Ost nach West (17). Die Schlaganfallletalität ist somit in den neuen Bundesländern höher als in den alten Bundesländern und in Bayern und Baden-Württemberg niedriger als in den nördlichen Bundesländern (16). Es ist zwar ein Trend zu einer allmählichen Angleichung der Unterschiede zwischen den neuen und den alten Bundesländern zu verzeichnen, aber zwischen ländlichen und städtischen Gebieten sowie zwischen Regionen mit unterschiedlichen sozioökonomischen Bedingungen bestehen nach wie vor deutliche Unterschiede in der Schlaganfallsterblichkeit (17), d. h. letztere ist in ländlichen Gebieten und in Regionen mit schlechten sozioökonomischen Bedingungen höher als in Städten und in Regionen mit besseren sozioökonomischen Bedingungen. Dies macht eine regionale Fokussierung von Maßnahmen auf die Gebiete mit ungünstigen Bedingungen und die Vernetzung der verschiedenen Aktivitäten zur Verbesserung der Versorgung erforderlich (17).

2.4 Inanspruchnahme

Die Inanspruchnahme von akutstationären Gesundheitsleistungen wegen cerebrovaskulärer Krankheiten wie transitorische ischämische Attacken oder Schlaganfällen ist abhängig von der altersabhängigen Erkrankungsrate (siehe Abb. 1). In Tab. 1 sind die vollstationären Behandlungsfälle bei Schlaganfall (ICD 10: I60-I69) in Akutkrankenhäusern von 2000 bis 2011 zusammengestellt (32): Daraus geht hervor, dass die absoluten Zahlen der Behandlungsfälle sowohl bei Männern als auch bei Frauen von 2000 bis 2011 insgesamt von knapp 392.000 auf knapp 360.000 abgenommen haben. Dies spiegelt sich auch in den altersstandardisierten Fallzahlen für beide Geschlechter wider. Die Kurzlieger haben trotz DRG-Einführung 2002 in den 11 Jahren leicht abgenommen haben. Erfreulich ist die deutliche Abnahme der Sterblichkeit von Schlaganfall in diesem Zeitraum von knapp 37.000 auf knapp 28.000 (siehe auch Abb. 2, Abschnitt 2.1). Die Verweildauer hat leicht abgenommen (DRG-Einführung). Deutlich wird die starke Zunahme der Krankenhausbehandlungen bei Menschen älter als 65 Jahre in den altersspezifischen Fallzahlen (siehe auch Abb. 1).

Tab. 1: vollstationäre Behandlungsfälle in der Indikation Schlaganfall (ICD 10: I60-I69) in Krankenhäusern von 2000 bis 2011, aus GBE des Bundes (32)

Sachverhalt	Jahre							
	2000	2005	2006	2007	2008	2009	2010	2011
Absolute Fallzahl (Behandlungsort der Patienten/-innen)								
Insgesamt	391.879	340.825	345.150	350.746	356.024	357.841	358.188	358.446
Männlich	180.879	164.736	169.150	172.404	175.634	178.014	179.988	180.463
weiblich	210.990	176.087	175.998	178.341	180.389	179.827	178.193	177.980
Kurzlieger	43.369	33.695	34.355	36.007	37.823	39.100	40.002	41.562
Stundenfälle	12.098	11.053	10.914	11.507	11.706	12.369	12.567	12.872
Sterbefälle	36.793	31.876	30.532	29.775	29.404	28.944	28.716	27.847
Ø Verweildauer	14,7	12,8	12,6	12,5	12,4	12,3	12,2	12,0
Altersstandardisierte Fallzahl je 100.000 Einwohner								
Insgesamt	436	348	346	345	345	341	335	329
Männlich	394	315	316	314	313	310	307	301
weiblich	464	364	359	358	358	352	344	339
Altersspezifische Fallzahl je 100.000 Einwohner								
unter 15 Jahre	8	6	6	5	6	6	6	5
15 bis 44 Jahre	49	39	41	41	42	42	42	42
45 bis 64 Jahre	386	312	316	314	315	313	310	313
65 Jahre und älter	2.152	1.660	1.628	1.629	1.628	1.619	1.612	1.600

Neben der Inanspruchnahme von akutstationären Leistungen sind rehabilitative Maßnahmen nach einem Schlaganfall von großer Bedeutung, die insbesondere zu einer Mobilisierung und funktionellen Verbesserung sowie einer weitgehenden Wiederherstellung der Alltagskompetenz (Activity of Daily Living, ADL) beitragen sollen (20, 21). Träger von Rehabilitationsleistungen nach Schlaganfall sind unter anderem die Gesetzliche Rentenversicherung (GRV), Gesetzliche und Private Krankenversicherung (GKV und PKV) oder Gesetzliche Unfallversicherung (GUV) (22). In Tab. 2 sind die Behandlungsfälle bei Schlaganfall (ICD 10: I60-I69) in Vorsorge- und Rehakliniken mit mehr als 100 Betten von 2003 bis 2001 zusammengestellt (31): Es wird deutlich, dass die absoluten Zahlen der Behandlungsfälle sowohl bei Männern als auch bei Frauen von 2003 bis 2011 insgesamt deutlich zugenommen haben. Auch die altersstandardisierten Fallzahlen je 100.000 Einwohner haben bei den Männern wie bei den Frauen leicht zugenommen. Männer haben wegen Schlaganfall durchgehend mehr Rehabilitationsleistungen in Anspruch genommen als Frauen, da sie wie im Abschnitt 2.1 dargestellt im erwerbsfähigen Alter auch stärker von dieser Erkrankung betroffen sind als Frauen (siehe Abb. 1). Die Verweildauer in den Rehakliniken hat leicht abgenommen. In der altersspezifischen Betrachtung der Fallzahlen bestätigt sich die auch in Abb. 1 illustrierte Zunahme der Erkrankung mit zunehmendem Alter, was sich in den betreffenden Jahren nicht ändert.

Tab. 2: Behandlungsfälle in der Indikation Schlaganfall (ICD 10: I60-I69) in Vorsorge- und Rehakliniken mit > 100 Betten von 2003 bis 2011, aus GBE des Bundes (31)

Sachverhalt	Jahre								
	2003	2004	2005	2006	2007	2008	2009	2010	2011
Absolute Fallzahl									
insgesamt	73.108	74.555	80.333	82.966	83.173	88.055	88.499	89.981	89.538
männlich	40.803	41.554	44.699	46.560	46.557	49.153	49.395	50.636	50.654
weiblich	32.305	33.001	35.630	36.406	36.584	38.901	39.104	39.345	38.872
Ø Verweildauer	33,1	32,7	32,2	31,8	31,3	30,9	30,5	30,5	30,2
Altersspezifische Fallzahl je 100.000 Einwohner									
Unter 15 Jahren	1	0	1	1	1	1	1	1	1
15 bis 44 Jahre	14	15	15	16	15	17	16	16	15
45 bis 64 Jahre	116	115	119	122	118	125	124	125	122
65 und älter	290	294	314	317	317	324	322	328	326
85 und älter	163	177	217	238	255	273	272	280	288
Altersstandardisierte Fallzahl je 100.000 Einwohner I									
insgesamt	79	79	84	86	85	88	87	86	88
männlich	83	83	88	90	88	91	89	91	89
weiblich	72	73	78	79	78	82	81	81	79

3 Versorgungsstruktur

3.1 Wer übernimmt die Versorgung und wie viele?

In Deutschland sind im Wesentlichen die folgenden Leistungserbringer unmittelbar oder mittelbar an der Versorgung von Patienten mit Schlaganfall beteiligt: Rettungsdienste, Notärzte, Hausärzte, Internisten, Kardiologen, Neurologen, Psychologen, Psychiater, Geriater, Neurochirurgen, Neuroradiologen, Physiotherapeuten, Ergotherapeuten, Logopäden, Akutkrankenhäuser, Stroke Units („Schlaganfall-Einheiten"), Rehabilitationskliniken (stationär und ambulant).

Stroke Units sind spezialisierte Stationen oder Zentren mit in der Behandlung von Schlaganfall speziell geschultem multiprofessionellen Behandlungsteam und umfangreicher medizintechnischer Ausstattung, in denen eine rasche („time is disability"), optimale und besonders intensive Behandlung von Patienten mit Schlaganfall möglich ist (11). Die Schnittstelleproblematik zwischen Stroke Units und den Allgemeinstationen der Krankenhäuser wird in sogenannten Enhanced Care-Betten in den Comprehensive (erweiterten) Stroke Units überwunden, in denen bereits eingeleitete Behandlungen und Mobilisationen vor der Verlegung fortgeführt werden können (33). In Deutschland gibt es derzeit etwa 180 Kliniken, die über eine zertifizierte Stroke Unit verfügen (30). Die geographische Verteilung der Stroke Units in Deutschland ist regional unterschiedlich und ist in Abbildung 3 dargestellt (siehe Abschnitt 3.3).

Patienten, die in Stroke Units behandelt wurden haben nach einer neueren Untersuchung eine höhere Wahrscheinlichkeit zu überleben und ein selbstständiges Leben zu führen als Patienten, die nicht in den Genuss einer Behandlung in solchen Einrichtungen kamen (25). Derzeit werden etwa knapp 50 % aller Schlaganfallpatienten in neurologischen Stroke Units behandelt (24). Wünschenswert ist eine weitere Zunahme der Behandlungsraten in Stroke Units. Über die Hälfte der Patienten mit einem ischämischen Schlaganfall, die auf einer Stroke Unit behandelt werden, kann wieder direkt nach Hause entlassen werden (24). Weniger als 5 % der in Stroke Units behandelten Patienten sterben (24).

Das Phasenmodell der Bundesarbeitsgemeinschaft für Rehabilitation (BAR) zur Behandlung von Patienten mit Schlaganfall sieht eine gestufte Versorgung von Apoplexie-Patienten in Deutschland vor (23): Die Notfallbehandlung und Akuttherapie auf einer Stroke Unit stellen die Phase A dar. Die neurologische Frührehabilitation mit noch einem relativ hohen intensivmedizinischen Behandlungsanteil entspricht der sich daran anschließenden Rehabilitationsphase B. Die darauf folgende Phase C ist eine Behandlungsphase mit einem noch hohen medizinischen und pflegerischen Aufwand, in der die Patienten bei ihrer Frühmobilisation schon mehr mitarbeiten können. Phase D beginnt, wenn die Frühmobilisation in Phase C abgeschlossen ist und stellt als Anschlussheilbehandlung die eigentliche Rehabilitation im engeren Sinne dar. In einer darauffolgenden Phase E können bei Bedarf und Aussicht auf Erfolg Leistungen zur Teilhabe am Arbeitsleben zur beruflichen Wiedereingliederung erfolgen. Eine Phase F bezeichnet die dauerhafte Wiedereingliederungsphase mit unterstützenden, betreuenden oder zustandserhaltenden Maßnahmen. Für eine solche sequentielle Insult-Therapie sind entsprechend verschiedene Versorgungsstrukturen erforderlich: Die Phasen A bis C erfolgen in spezialisierten Akutkrankenhäusern vorzugsweise mit Stroke Units, Phase D in dafür geeigneten neurologischen Rehabilitationskliniken. Die Phasen E und F sind langfristige Maßnahmen z. B. in Berufsbildungswerken und/oder in dafür vorgesehenen ambulanten Einrichtungen.

Jeder vierte Schlaganfallpatient erhält eine Frührehabilitation oder eine stationäre Rehabilitation (23). Im Jahr 2011 bewilligte z. B. die Deutsche Rentenversicherung Bund (DRV-Bund) insgesamt 11.290 medizinische Rehabilitationen wegen cerebrovaskulärer

Krankheiten (28). Darunter waren 9674 Fälle wegen ischämischer Hirninfarkte (ca. 85 %) und 1616 Fälle wegen intracerebraler Blutungen (ca. 15 %) jeglicher Art (ICD-10: I60-I69) (siehe auch Abschnitt 2.4, Tab. 2).

Im Jahr 2008 betrug die Anzahl der neurologischen Facharztpraxen 849, davon 653 Einzelpraxen, 179 fachgleiche Gemeinschaftspraxen und 17 fachübergreifende Gemeinschaftspraxen (34). Das bedeutet, dass auf 100.000 Einwohner durchschnittlich etwa nur eine neurologische Praxis für die Versorgung zur Verfügung stand (34). Im selben Jahr gab es in Deutschland insgesamt 4238 Neurologen, davon 2887 (zwei Drittel) im stationären Bereich und 113 im ambulanten Sektor (35). Das sind etwa nur fünf Neurologen auf 100.000 Einwohner. 600 der im stationären Bereich tätigen Neurologen waren in Vorsorge-Einrichtungen und Rehabilitationskliniken tätig (35). Im stationären Bereich gab es in 2008 etwa 20.000 neurologische Betten in Akut- und Unikliniken sowie ca. 17.000 Betten in neurologischen Vorsorge- und Rehabilitationseinrichtungen (35). Bei insgesamt ca. 503.000 Krankenhausbetten in 2008 (36) sind es knapp 4 % der Krankenhausbetten (35) sowie etwa 24 Akutbetten und 20 Betten in Rehabilitationseinrichtungen pro 100.000 Einwohner. Die genannten relativ geringen auf die Einwohner bezogenen Zahlen bezüglich der neurologischen Versorgungsstrukturen dürfen jedoch nicht darüber hinwegtäuschen, dass die Versorgung von Schlaganfallpatienten nicht nur von Neurologen und neurologischen Fachabteilungen geleistet wird, sondern eine multiprofessionelle medizinische Versorgung unter Beteiligung vieler verschiedener medizinischer Fachrichtungen, Berufsgruppen und Versorgungsstrukturen darstellt (siehe oben).

3.2 Differenzierung nach Sektoren

Die Akutbehandlung von Schlaganfällen ist eine absolute Indikation für eine stationäre Versorgung in dafür spezialisierten Krankenhäusern, vorzugsweise mit Stroke Units. Die sich anschließende neurologische Rehabilitation erfolgt je nach Schweregrad der Erkrankung, Komplikationen und Behinderungen sowie der häuslichen Versorgungssituation in stationären oder ambulanten Reha-Einrichtungen.

3.3 Versorgungsdefizite

Es bestehen regionale Versorgungsunterschiede bezüglich der verstreichenden Zeit zwischen Symptombeginn und der Einlieferung in eine Stroke Unit bzw. konventionelle Intensivstation: Innerhalb eines bestimmten Zeitfensters (Latenzzeit) nach Beginn der Schlaganfallsymptomatik kann (in der Regel ca. 30 Minuten nach Eintreffen auf einer Stroke Unit) mit einer Thrombolyse begonnen werden (s. u.). Für Patienten, die zu weit entfernt von einer bestimmten Stroke Unit z. B. in ländlichen Gebieten einen Schlaganfall erleiden (siehe auch Abschnitt 2.3), besteht unter Umständen ein Versorgungsdefizit, wenn sie wegen der Überschreitung des o. g. Zeitfensters vom Zeitpunkt des Symptombeginns eines cerebrovaskulären Ereignisses bis zur Lyse nicht mehr lysiert werden können. Dieses Zeitfenster liegt nach einer Subgruppenanalysen der ECASS-3-Studie (European Cooperative Acute Stroke Study) bei 4,5 Stunden (26, 27). Im Mittel erhalten daher nur 7–10 % der Schlaganfallpatienten eine Lysetherapie (24). Durch die in Deutschland bislang etablierten telemedizinischen Schlaganfall-Netzwerke (SOS-NET[1], STENO[2], TEMPIS[3] etc.) könnte dieser Problematik teilweise begegnet werden, wenn durch telemedizinisch unterstützte Thrombolysen eine frühzeitige Therapie ermöglicht werden kann, bevor der Patient eine Stroke Unit erreicht. Die geographische Verteilung der telemedizinischen Netzwerke und Stroke Units in Deutschland ist in Abbildung 3 dargestellt. Deutlich wird die unterschiedliche Dichte dieser Versorgungsstrukturen zwischen Ballungszentren und ländlichen strukturschwachen Gebieten. Diesbezüglich werden künftig weitere Anstrengungen erforderlich sein, um die Versorgung von Schlaganfallpatienten im Rahmen integrierter Schlaganfallbehandlung weiter zu verbessern.

---

[1] Schlaganfallversorgung in Ost-Sachsen Netzwerk
[2] SchlaganfallNetzwerk mit Telemedizin in Nordbayern
[3] Telemedizinisches Projekt zur integrierten Schlaganfallversorgung in der Region Süd-Ost-Bayern

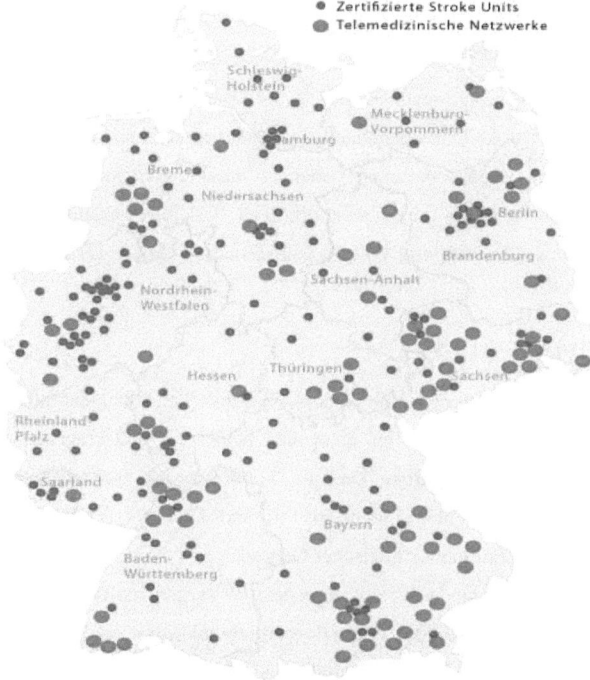

Abb. 3: Verteilung der Telemedizinischen Netzwerke und Stroke Units in Deutschland (30)

Ein weiteres Versorgungsdefizit stellt die Tatsache dar, dass wesentliche Risikofaktoren für Schlaganfall wie insbesondere Bluthochdruck (siehe auch Abschnitt 2.2) oftmals zu spät erkannt werden und dadurch präventive Maßnahmen nicht rechtzeitig eingeleitet werden können. Auch diesbezüglich sind weitere Verbesserungen der Versorgung erforderlich, um die Inzidenz von Schlaganfall weiter zu senken (siehe Tab. 1, Abschnitt 2.4).

Zu weiteren Versorgungsdefiziten gehören teilweise auch vermeidbare Komplikationen nach einem Schlaganfall: Nach neueren Studien der „Arbeitsgemeinschaft Deutscher Schlaganfall-Register" (ADSR) sind mehr als 50 % aller Todesfälle nach einem Schlaganfall im Krankenhaus auf schwere Komplikationen zurückzuführen (29). Die häufigsten Ursachen dafür sind Hirndrucksteigerungen, Lungenembolien, Lungenentzündungen und rezidivierende Hirninfarkte. Hinzu kommen weitere Komplikationen wie Infektionen, Kontrakturen und Dekubitalgeschwüre durch falsche Lagerung und Immobilität (29).

4 Versorgungsforschungsstudie

4.1 Fragestellung (nach PICO[4])

Gibt es mittel- und langfristig Versorgungsunterschiede zwischen Patienten mit einem ischämischen Schlaganfall, die in Stroke Units behandelt und lysiert wurden und ebensolchen Patienten, die in konventionellen Intensivstationen behandelt und lysiert wurden, wobei anschließend beide Untersuchungsgruppen einer rehabilitativen Anschlussbehandlung mit neurologischer Frührehabilitation (Phase B und C) und Rehabilitation (Phase D) zugeführt wurden?

4.2 Kurze Skizze der Umsetzung

I.   **Methodik:** Einschluss von Patienten mit einem ischämischen Schlaganfall vor mindestens zwei Jahren mit Durchlaufen einer der beiden in der Fragestellung genannten Behandlungsstrukturen (Stroke Unit vs. konventionelle Intensivstation). Ausschluss von Schlaganfallpatienten jünger als 40 und älter als 60 Jahre und Patienten mit einem Schlaganfall hämorrhagischer Genese.

II. **Design:** Risikoadjustierte altersstandardisierte retrospektive Vergleichsstudie.

III. **Outcome:** Mortalität (Überlebensraten), Funktionseinschränkungen und bleibende Behinderungen (Bewertung der Funktionseinschränkungen mit einem standardisierten Bewertungsbogen).

IV. **Rekrutierung:** 10 neurologische Schwerpunktpraxen in Berlin über zwei Jahre.

V.   **Zielpopulation:** Patienten beiden Geschlechts mit einem ischämisch bedingten Schlaganfall im erwerbsfähigen Alter zwischen 40 und 60 Jahren.

VI. **Stichprobengröße:** 50 Patienten pro Untersuchungsgruppe (siehe Fragestellung).

5 Beschreibung der Literatursuche

Daten und Literatur wurden gezielt in einschlägigen statistische Daten zu Schlaganfall zur Verfügung stellenden Internet-Homepages wie z. B. Gesundheitsberichterstattung des Bundes (http://www.gbe-bund.de), Erlanger Schlaganfall Register, Deutsche Rentenversicherung Bund (http://www.deutsche-rentenversicherung.de/Bund) oder Statistisches Bundesamt (https://www.destatis.de/DE- /Startseite.html), Kassenärztliche Bundesvereinigung etc.

---

[4] Population: Schlaganfallpatienten zwischen 40 und 60 Jahren;
Intervention: Behandlung und Lyse in Stroke Units;
Control: Behandlung und Lyse in konventionellen Intensivstationen;
Outcome: Mortatlität , Funktionseinschränkung und bleibende Behinderungen

gesucht. Gezielt wurden Literatur und Quellen auch in Websites einschlägiger Gesellschaften gesucht, die der Informationsvermittlung und Verbesserung der Schlaganfallversorgung dienen wie z. B. Kompetenznetz Schlaganfall (in der Arbeitsgemeinschaft Deutscher Schlaganfall-Register, ADSR), Deutsche Schlaganfall Gesellschaft, Deutsche Gesellschaft für Telemedizin, Deutsche Gesellschaft für Neurologie oder Deutsches Ärzteblatt. Auf den genannten Internetseiten zitierte relevante Quellen wurden z. B. über Google oder spezifische Literatur-Datenbanken (z. B. Pubmed/Medline) gezielt aufgesucht und verwertet. Auch in Literaturverzeichnissen von Artikeln genannte Quellen wurden mittels Handsuche aufgesucht. In Suchmaschinen wie z. B. Medpilot, Pubmed, Medivista, Google, Google Scholar etc. wurde auch mit einschlägigen Schlagwörtern gesucht.

◆

Quellenverzeichnis:

1. Lees KR, Bluhmki E, von Kummer R, Brott TG, Toni D, Grotta JC, Albers GW, Kaste M, Marler JR, Hamilton SA, Tilley BC, Davis SM, Donnan GA, Hacke W; ECASS, ATLANTIS, NINDS and EPITHET rt-PA Study Group, Allen K, Mau J, Meier D, del Zoppo G, De Silva DA, Butcher KS, Parsons MW, Barber PA, Levi C, Bladin C, Byrnes G (2010). Time to treatment with intravenous alteplase and outcome in stroke: an updated pooled analysis of ECASS, ATLANTIS, NINDS, and EPITHET trials. Lancet. 2010 May 15;375(9727):1695-703. doi: 10.1016/S0140-6736(10)60491-6. Online im Internet: URL: http://www.ncbi.nlm.nih.gov/pubmed?term=ECASS%2C%20ATLANTIS%2C%20NINDS%20and%20EPITHET%20rt-PA%20Study%20Group%5BCorporate%20Author%5D [Zugriff am 15.08.2013].

2. Pneumonie bei Schlaganfall unterschätzt: Online im Internet: URL: http://www.aerztezeitung.de/medizin/krankheiten/herzkreislauf/schlaganfall/article/604175/pneumonie-schlaganfall-unterschaetzt.html?sh=11&h=-927382057 [Zugriff am 15.08.2013].

3. Kompetenznetz Schlaganfall 2012. Online im Internet: URL: http://www.kompetenznetz-schlaganfall.de/176.0.html#c428 [Zugriff am 15.08.2013].

4. Deutsche Schlaganfall Gesellschaft. Online im Internet: URL: http://www.dsg-info.de/leitlinien.html [Zugriff am 19.08.2013].

5. Günster C (2011). Schlaganfallversorgung in Deutschland – Inzidenz, Wiederaufnahmen, Mortalität und Pflegerisiko im Spiegel von Routinedaten. Aus Schlaganfallversorgung in Deutschland: S. 147-152. Online im Internet: URL: http://www.schattauer.de/fileadmin/assets/buecher/Musterseiten/978-3-7945-2803-5_Musterseiten_147-152.pdf [Zugriff am 19.08.2013].

6. Statistisches Bundesamt: Gesundheit: Todesursachen in Deutschland (2010). Online im Internet: URL: https://www.destatis.de/DE/Publikationen/Thematisch/Gesundheit/Todesursachen/Todesursachen2120400107004.pdf?__blob=publicationFile [Zugriff am 19.08.2013].

7. Weltermann B, Rogalewski A, Homann J et al. (2000). Wissen über Schlaganfall in der deutschen Bevölkerung. Dtsch Med Wschr 125: 416 bis 420

8. statistisches Bundesamt (2003) Krankenhausdiagnosestatistik

9. Gesundheitsberichterstattung des Bundes. Gesundheit in Deutschland 2006. Krankheitslast. Online im Internet: URL: http://www.gbe-

bund.de/gbe10/owards.prc_show_pdf?p_id=10404&p_sprache=d&p_uid=gast&p_aid =33789268&p_lfd_nr=4#SEARCH=%22schlaganfall%20statistik%22 [Zugriff am 19.08.2013].

10. Bundesministerium für Bildung und Forschung (2003) Gesundheitsforschung: Forschung für den Menschen. Newsletter Thema Schlaganfall

11. Gesundheitsberichterstattung des Bundes (2006). Gesundheit in Deutschland. Daten aus dem Erlanger Schlaganfallregister. Online im Internet: URL: http://www.public-health.uk-erlangen.de/e2677/e3193/GBE-Patienteninformation-Kapitel-1.2.2.2-Version_28-10-10.pdf?preview=preview [Zugriff am 19.08.2013] oder http://edoc.rki.de/documents/rki_fv/relXEvoVYRBk/PDF/29CTdE8YupMbw75.pdf [Zugriff am 20.08.2013]

12. Theis G (2009). Schlaganfallprävention: Vorhofflimmern als Risikofaktor erkennen. Dtsch Arztebl 2009; 106(18): [26]. Online im Internet: URL: http://www.aerzteblatt.de/archiv/64432/Schlaganfallpraevention-Vorhofflimmern-als-Risikofaktor-erkennen [Zugriff am 19.08.2013].

13. Berlit P (2000). Schlaganfall Möglichkeiten der Prävention. Der Nervenarzt. 2000: 71: 231-237. Auch Online im Internet: URL: http://link.springer.com/article/10.1007/s001150050552#page-2 [Zugriff am 19.08.2013].

14. Nückel M (2013). Risikofaktoren eines Schlaganfalls. In Ch. Fiedler, M Köhrmann, R. Kollmar (Hrsg.) Pflegewissen Stroke Unit. DOI 10.1007/978-3-642-29995-7_4. Auch Online im Internet: URL: http://link.springer.com/chapter/10.1007/978-3-642-29995-7_4#page-2 [Zugriff am 19.08.2013].

15. Kriterien und Fragestellungen als Instrument zur Unterstützung bei der Themenfindung und Priorisierung im Bereich der Qualitätssicherung des G-BA. Kriterienkatalog Schlaganfall. Online im Internet: URL: http://www.g-ba.de/downloads/17-98-3431/KK_Schlaganfall_2012_anonymisiert.pdf

16. Willich SN, Löwel H, Mey W et al. (1999). Regionale Unterschiede der Herz-Kreislauf-Mortalität in Deutschland. Deutsches Ärzteblatt 96: A483–A488

17. Gesundheitsberichterstattung des Bundes. RKI. Gesundheitliche Lage. Online im Internet: URL: http://www.rki.de/DE/Content/Gesundheitsmonitoring/Gesundheitsberichterstattung/G BEDownloadsB/mauerfall/Kapitel3.pdf?__blob=publicationFile [Zugriff am 19.08.2013].

18. Perings C, Hennersdorf M, Vester EG, Weirich J, Strauer BE (1998). Pathophysiologie, Epidemiologie und Komplikationen des Vorhofflimmerns. Der Internist 1998: 39: 2-11. Auch Online im Internet: URL: http://link.springer.com/article/10.1007/s001080050137#page-2 [Zugriff am 20.08.2013].

19. Neuhauser H, Thamm M, ·Ellert U (2013). Blutdruck in Deutschland 2008–2011. Ergebnisse der Studie zur Gesundheit Erwachsener in Deutschland (DEGS1). Bundesgesundheitsbl 2013 · 56:795–801 DOI 10.1007/s00103-013-1669-6. Online im Internet: URL: http://edoc.rki.de/oa/articles/re8KOEo8EndiU/PDF/27o1T5kanfuvA.pdf [Zugriff am 20.08.2013].

20. *Brainin* M (2009). Stroke: Europäische Leitlinien für die Rehabilitation nach Schlaganfall. Online im Internet: URL: http://physikalische-medizin-rehabilitation.universimed.com/artikel/stroke-europäische-leitlinien-für-die-rehabilitation-n [Zugriff am 19.08.2013].

21. The European Stroke Organisation (ESO) Executive Committee and the ESO Writing Committee (2008). Guidelines for Management of Ischaemic Stroke and Transient Ischaemic Attack 2008 Cerebrovasc Dis 2008;25:457–507 DOI: 10.1159/000131083. Online im Internet: URL: http://www.karger.com/Article/Pdf/131083 [Zugriff am 20.08.2013].

22. Gesundheitsberichterstattung des Bundes (1998). Gesundheitsbericht für Deutschland. Rehabilitation, Kap. 7.9. Online im Internet: URL: http://www.gbe-bund.de/gbe10/abrechnung.prc_abr_test_logon?p_uid=gasts&p_aid=&p_knoten=FID&p_sprache=D&p_suchstring=1178::Schlaganfall [Zugriff am 20.08.2013].

23. Knecht S, Hesse S, Oster P (2011). Rehabilitation after stroke. Dtsch Arztebl Int; 108(36): 600–6. DOI: 10.3238/arztebl.2011.0600. Online im Internet: URL: http://www.aerzteblatt.de/archiv/104395/Rehabilitation-nach-Schlaganfall [Zugriff am 20.08.2013].

24. Heuschmann P, Busse O, Wagner M, et al. (2010). für das Kompetenznetz Schlaganfall dDSGsdSDS-H: Schlaganfallhäufigkeit und Versorgung von Schlaganfallpatienten in Deutschland. Akt Neurol; 37: 333–40.

25. Schroeder A, Heiderhoff M, Köbberling J (2004) Stroke Units: Update des HTA-Berichts „Die Evaluation von Stroke Units als me- dizinische Technologie". Band 11. Deutsche Agentur für Health Technology Assessment des Deutschen Instituts für

Medizinische Dokumentation und Information, Köln

26. Fath R (2010). Schlaganfall: Lyse im erweiterten Zeitfenster Dtsch Arztebl 2010; 107(16): A-772. Online im Internet: URL: http://www.aerzteblatt.de/archiv/74360/Schlaganfall-Lyse-im-erweiterten-Zeitfenster [Zugriff am 20.08.2013].

27. Hacke W, Kaste M, Bluhmki E et al. (2008). Thrombolysis with Alteplase 3 to 4.5 Hours after Acute Ischemic Stroke N Engl J Med 2008;359:1317-29. Online im Internet: URL: http://www.nejm.org/doi/pdf/10.1056/NEJMoa0804656 [Zugriff am 20.08.2013].

28. Statistik der Deutschen Rentenversicherung Bund Rehabilitation (2011). Online im Internet: URL: http://www.deutsche-rentenversicherung.de/cae/servlet/contentblob/238782/publicationFile/50129/statistikb and_reha_2011.pdf [Zugriff am 20.08.2013].

29. Heuschmann PU, Kolominsky-Rabas PL, Misselwitz B, Hermanek P, Leffmann C, Janzen RWC, Rother J, Buecker-Nott HJ, Berger K: Predictors of in-hospital-mortality and attributable risks of death after ischemic stroke (2004). The German Stroke Registers Study Group. Archives of Internal Medicine 2004; 164:1761-1768. doi:10.1001/archinte.164.16.1761. Online im Internet: URL: http://archinte.jamanetwork.com/searchresults.aspx?q=Predictors%20of%20in-hospital-mortality%20and%20attributable%20risks%20of%20death%20after%20ischemic%20stroke&t=&p=1&s=1&c=0 [Zugriff am 21.08.2013].

30. Deutsche Gesellschaft für Telemedizin (DGTelemed): Stroke Units. Online im Internet: URL: http://www.dgtelemed.de/de/telemedizin/stroke-units.php [Zugriff am 21.08.2013].

31. Gesundheitsberichterstattung des Bundes. Online im Internet: URL: http://www.gbe-bund.de/oowa921-install/servlet/oowa/aw92/dboowasys921.xwdevkit/xwd_init?gbe.isgbetol/xs_start_ne u/&p_aid=i&p_aid=87567&nummer=621&p_sprache=D&p_indsp=-&p_aid=8877383 [Zugriff am 21.08.2013].

32. Gesundheitsberichterstattung des Bundes. Online im Internet: URL: http://www.gbe-bund.de/oowa921-install/servlet/oowa/aw92/dboowasys921.xwdevkit/xwd_init?gbe.isgbetol/xs_start_ne u/&p_aid=3&p_aid=87567&nummer=550&p_sprache=D&p_indsp=-

&p_aid=94196092 [Zugriff am 21.08.2013].

33. Deutsche Schlaganfall-Gesellschaft. Online im Internet: URL: http://www.dsg-info.de/stroke-units/stroke-units-uebersicht.html [Zugriff am 22.08.2013].

34. Deutsche Gesellschaft für Neurologie. Online im Internet: URL: http://www.dgn.org/galerie.html?func=detail&id=56 [Zugriff am 23.08.2013].

35. Deutsche Gesellschaft für Neurologie. Online im Internet: URL: http://www.dgn.org/images/stories/dgn/strukturdaten/strukturdaten_neurologie_2009.pdf [Zugriff am 23.08.2013].

36. Robert Koch Institut. Online im Internet: URL: http://www.rki.de/DE/Content/Infekt-/Krankenhaushygiene/Nosokomiale_Infektionen/H_Berichte/Basisdaten_pdf.pdf?__blob=publicationFile [Zugriff am 24.08.2013].

☞

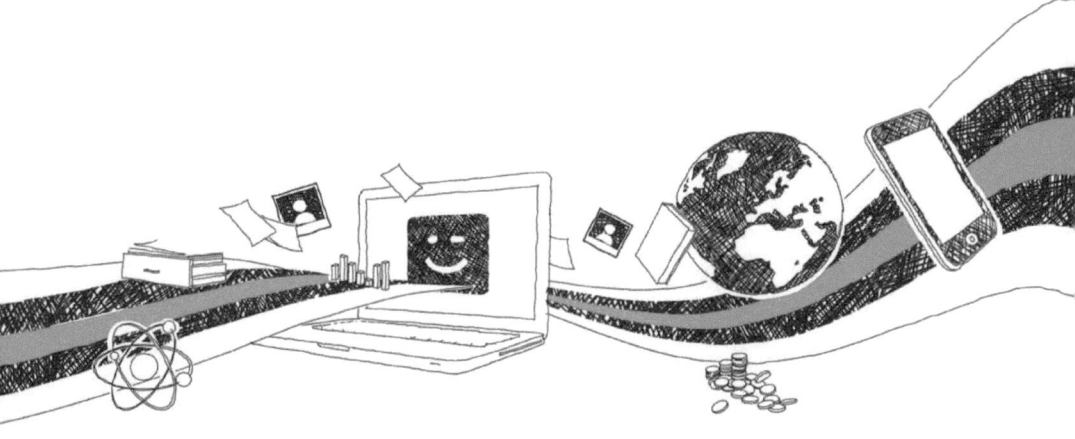
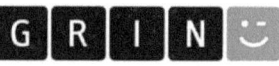